AF609575

DES

CRISES ÉPILEPTIQUES

AU COURS DE LA FIÈVRE TYPHOIDE

Leur influence sur la Courbe thermique

PAR

Le Dr Louis LENOIR

DE LA FACULTÉ DE MÉDECINE DE PARIS

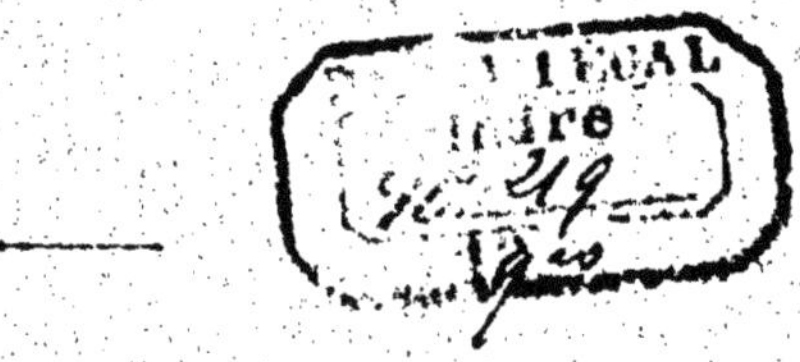

PARIS

A. MALOINE, ÉDITEUR

23-25, RUE DE L'ÉCOLE-DE-MÉDECINE, 23-25

1900

DES

CRISES ÉPILEPTIQUES

AU COURS DE LA FIÈVRE TYPHOIDE

Leur influence sur la Courbe thermique

PAR

Le Dr Louis LENOIR

DE LA FACULTÉ DE MÉDECINE DE PARIS

PARIS

A. MALOINE, ÉDITEUR

23-25, RUE DE L'ÉCOLE-DE-MÉDECINE, 23-25

1900

A LA MÉMOIRE DE MES PARENTS

A MON FRÈRE ET A MA BELLE-SŒUR

A MA TANTE

A MES PARENTS ET A MES AMIS

A MES MAITRES

DE L'ÉCOLE DE MÉDECINE DE CAEN

A MES MAITRES

DANS LES HOPITAUX DE PARIS

A MON PRÉSIDENT DE THÈSE

MONSIEUR LE PROFESSEUR RAYMOND

Professeur de clinique des maladies nerveuses

Médecin de la Salpêtrière.

Membre de l'Académie de médecine.

INTRODUCTION

S'il est une opinion bien établie, c'est sans contredit celle qui veut que les maladies intercurrentes, et surtout les maladies fébriles aient une influence salutaire sur l'épilepsie. Les exemples abondent de malades guéris du mal comitial ou du moins notablement améliorés dans ces conditions (M. Lannois : Epilepsie et fièvre typhoïde, *Revue de Médecine*, 1893).

Cependant ces heureux effets ne sont pas assez constants pour qu'on puisse en tirer une règle pronostique, car l'influence inverse s'observe souvent.

Dans un article publié en décembre dernier dans la *Revue de Médecine*, M. Marandon de Montyel a montré en effet par une série de quatorze faits que « l'impaludisme, dont l'action bienfaisante sur l'épilepsie est vantée depuis Hippocrate, est loin d'avoir toujours cette heureuse influence, et, *qu'à l'instar des autres maladies infectieuses*, elle peut fort bien aggraver la névrose existante, la rappeler après une longue disparition, et même la provoquer chez qui n'en avait jamais souffert, sans qu'il soit possible de distinguer les cas susceptibles de bénéficier de la malaria de ceux moins favorisés, ce qui nous interdit toute utilisation thérapeutique de cette infection. »

S'il est en effet des maladies dont l'action d'arrêt sur la marche de l'épilepsie est presque toujours très nette, comme l'érysipèle, la variole, les maladies presque fatalement mortelles : tuberculose à marche rapide, septicémie, etc., il en est d'autres, et particulièrement la fièvre typhoïde, qui semblent n'avoir dans certains cas que peu ou pas d'action sur le mal comitial. Dans le cas même où les crises sont modifiées, c'est parfois dans le sens de l'exagération, et alors ces crises sont plus fréquentes ou plus fortes qu'en dehors de la dothiénentérie et suivies immédiatement d'une très notable élévation de la température fébrile qui pourrait faire penser au premier abord à une complication intestinale.

Au cours de cette année nous avons pu voir dans le service de M. le Dr J. Voisin à la Salpêtrière deux typhiques, épileptiques invétérés, ayant présenté au cours de la dothiénentérie des crises fréquentes, crises toujours suivies d'une élévation de la température centrale. Aujourd'hui que l'on se préoccupe beaucoup des rapports des maladies infectieuses et des névroses, il nous a paru intéressant de faire des recherches sur les travaux déjà parus traitant des manifestations épileptiques au cours de la fièvre typhoïde, et de mettre à profit ces observations pour en faire le sujet de notre thèse.

M. le docteur J. Voisin nous a suggéré l'idée de ce travail, et nous avons mis largement à profit ses conseils pour le mener à bonne fin. Nous serons heureux si cette thèse répond à ce qu'il attend de nous. Qu'il daigne en accepter la dédicace comme hommage de notre profonde gratitude.

Nous remercions également notre excellent ami M. Wilfrid Levesque, externe des hôpitaux pour l'amabilité avec laquelle il nous a aidé dans cette tâche; nous lui sommes très reconnaissant d'avoir bien voulu nous favoriser d'une observation fort intéressante insérée dans cette thèse.

M. le professeur Raymond nous fait le plus grand honneur en acceptant la présidence de notre thèse; qu'il veuille bien agréer tous nos remerciments.

Historique

ÉPILEPSIES ET MALADIES INTERCURRENTES

L'action curative de certaines maladies intercurrentes sur les attaques d'épilepsie était connue dès la plus haute antiquité. Dans son livre *De morbo sacro*, Hippocrate entrevit le rôle de la fièvre intermittente dans la marche de l'épilepsie, le remplacement des accès de haut mal par des accès de fièvre, et la disparition, du moins momentanée, de la névrose. C'est de son observation qu'émane l'aphorisme bien connu : « *Quartana epilepsiæ vindex appellatur.* »

Plus près de nous Van Swieten, Sauvages, Portal, Esquirol, Georget, Rivière, Gérard, Herpin, etc., sont venus affirmer que chez les épileptiques atteints de fièvre intermittente, les accès cessaient d'une façon transitoire ou définitive. Ces mêmes auteurs signalent aussi ce fait que beaucoup d'autres affections, principalement les fièvres éruptives et même les maladies aiguës de la tête, de la poitrine et de l'abdomen, les brûlures étendues et enflammées, la goutte enfin, produisent un effet analoque. Esquirol dit formellement : « On a vu des accès épileptiques diminuer et cesser entièrement à la suite d'accidents fébriles. »

En 1811 Selade de Bruxelles ayant constaté plusieurs fois la modification avantageuse opérée sur l'épilepsie par les fièvres intermittentes essaya de les développer artificiellement sur des épileptiques en les exposant le soir à heure fixe au froid humide.

Jusque-là, les auteurs ne s'étaient encore occupés de l'influence des maladies intercurrentes sur la marche des accès épileptiques que dans des cas isolés.

Delasiauve (*Traité de l'épilepsie* 1854) donna le premier quelques idées d'ensemble et arriva à cette notion générale que toute affection sérieuse et aiguë suspend ou affaiblit les accès, surtout dans les épilepsies à retours fréquents. Chez quelques individus cette modification survit à la maladie; chez d'autres, le retour des accès est un avant-coureur de la convalescence. Les affections chroniques ont une action beaucoup plus limitée.

Delasiauve signale encore ce fait que, dans certains cas, regardés d'ailleurs comme exceptionnels, l'épilepsie persiste malgré les symptômes intercurrents; ils pourraient même quelquefois activer la marche de l'épilepsie.

A dater de cette époque, cette notion se retrouve dans tous les traités et dans toutes les monographies de l'épilepsie, dans A. Voisin, Carrier, Féré, etc. « Il est *presque* constant de voir une maladie intercurrente suspendre pendant son cours les attaques et autres phénomènes épileptiques. » (A. Voisin.)

En 1881, parut la thèse fort remarquable de M. Séglas

(*De l'influence des maladies intercurrentes sur la marche de l'épilepsie*). M. Séglas rapporte des cas dans lesquels les attaques d'épilepsie ont été suspendues à l'occasion d'une pneumonie, d'un rhumatisme aigu fébrile, d'un érysipèle (c'est un cas relativement très fréquent), de fracture bimalléolaire compliquée et avec terminaison mortelle par septicémie, ou encore à l'occasion d'une pleurésie ou d'une scarlatine. Commentant ses nombreuses observations, il arrive aux conclusions suivantes: Les maladies intercurrentes aiguës ou chroniques, médicales ou chirurgicales, ont souvent une influence sur la marche de l'épilepsie ; tantôt elles déterminent pendant leur durée une suspension ou une diminution du nombre des attaques, tantôt elles produisent une suspension ou une atténuation qui se prolonge après la guérison de la maladie et même peut être définitive. Cependant ces heureux effets ne sont pas constants, et l'influence inverse s'observe quelquefois.

On trouve les mêmes conclusions dans la thèse du docteur Quériaud (*De l'épilepsie idiopathique, ses modifications sous l'influence des maladies intercurrentes et son traitement.* Thèse de Bordeaux, 1881), et dans un ouvrage plus récent du docteur Le Pellissier (*De l'influence des maladies infectieuses intercurrentes sur la marche de l'épilepsie*). M. Quériaud cite plusieurs exemples d'affections ayant agi favorablement sur la marche de l'épilepsie et a observé une suspension analogue des accès au cours de la tuberculose pulmonaire et aussi à l'occasion d'un anthrax du dos.

M. Le Pellissier reconnait aux maladies infectieuses

intercurrentes une action d'arrêt plus ou moins prolongée sur les manifestations épileptiques. La broncho-pneumonie, la pneumonie, la scarlatine, la rougeole, ne déterminent le plus souvent qu'une suspension des crises dont la durée ne dépasse pas ou du moins excède peu celle de la maladie. L'action de la variole paraît se continuer dans nombre de cas après la guérison de la maladie. Le rhumatisme articulaire aigu, l'érysipèle, peuvent n'exercer qu'une influence éphémère, mais souvent aussi leur bienfaisante action se manifeste pendant un temps assez long. La fièvre intermittente paraît pouvoir supprimer définitivement la névrose ; en tout cas elle détermine une suspension prolongée des accès. Dans les maladies presque fatalement mortelles : septicémie, tuberculose à marche rapide, etc., l'action d'arrêt est très nette.

Dans un mémoire à la Société de biologie (4 juin 1892, *Note sur l'influence des maladies infectieuses sur la marche de l'épilepsie*), M. Féré a ajouté la vaccine à cette liste qu'il serait possible d'allonger.

En 1893, M. Lannois, de Lyon, a publié dans la *Revue de Médecine* un article intitulé : *Epilepsie et fièvre typhoïde*. Nous en parlerons souvent dans ce travail. Ayant observé une femme épileptique qui fut successivement atteinte d'érysipèle et de fièvre typhoïde, il constata le fait suivant : les crises épileptiques disparurent au cours de l'érysipèle ; elles furent sensiblement aggravées au cours de la dothiénentérie. Après avoir longuement discuté ces faits, M. Lannois arrive aux conclusions suivantes :

1° Les maladies intercurrentes ont très fréquemment un rôle suspensif ou curateur sur l'épilepsie ;

2° Il y a sans doute lieu de faire exception pour la fièvre typhoïde puisque chez une même épileptique (dans l'espèce l'épilepsie était symptomatique) l'érysipèle a suspendu et la fièvre typhoïde augmenté les accès convulsifs ;

3° Ce n'est donc pas comme on le croit généralement à l'élévation de la température qu'il faut attribuer l'action des maladies intercurrentes;

4° Cette action parait plutôt devoir être rapportée aux toxines des microbes infectieux. Dans cette hypothèse, les toxines du streptocoque de l'érysipèle, auraient une action suspensive plus ou moins durable ; celles de la fièvre typhoïde au contraire favoriseraient les décharges nerveuses qui constituent les crises épileptiques. »

M. le Dr J. Voisin (*L'Epilepsie*, 1897), consacre un chapitre à cette importante question : « Beaucoup de nos malades sont tuberculeux. et dans le paragraphe étiologique j'ai attiré votre attention sur cette cause de dégénérescence. Eh bien quand ces malades ont des poussées aiguës de tuberculose, vous voyez les accès diminuer de nombre et de durée ; tandis qu'ils reparaissent aussitôt que l'amélioration pulmonaire se produit. Tels sont les cas de Car..., et de Nev...

Dans le cas d'une épidémie de scarlatine et de rougeole, mes malades eurent à peu près le même nombre d'accès convulsifs et de vertiges. » Au sujet de ces malades, M. J. Voisin signale ce fait qu'on observa toujours une élévation notable de la température à la suite de ces accès. Nous en parlerons de nouveau dans le chapitre concernant les modifications de la courbe thermique après les manifestations épileptiques.

Enfin nous avons déjà cité dans l'introduction le travail tout récent de M. Marandon de Montyel, et ses conclusions.

Epilepsie et fièvre typhoïde.

Comme nous pouvons le voir par cet aperçu historique, un très grand nombre d'auteurs ont recherché les cas d'épilepsie modifiés par les maladies intercurrentes; très peu ont trouvé la fièvre typhoïde parmi ces dernières.

M. Féré (*Sem. médicale*, 1892, p. 231), dit en parlant de l'influence des maladies infectieuses sur le mal comitial :« Cette action suspensive est surtout marquée à la suite de la *fièvre typhoïde*, de la variole, de la pneumonie etc., elle se manifeste aussi bien à l'égard des paroxysmes psychiques, que des paroxysmes convulsifs du morbus sacer.»

M. J. Voisin (*L'Épilepsie*, 1897), reconnaît à la fièvre typhoïde une action efficace, et cite un exemple très net: « Pendant tout le cours d'une fièvre typhoïde, j'ai vu un de mes malades, qui avait plusieurs crises par semaine à l'état normal, ne présenter aucun accès pendant sa fièvre. Aussitôt la guérison effectuée, les accès reprirent leur cours normal. »

MM. Tripier et Bouveret (*La fièvre typhoïde traitée par les bains froids* p. 169), dans leur étude des contre-indications à donner les bains froids dans la fièvre typhoïde, sont amenés à parler de l'épilepsie. Ils citent trois malades qui tous les trois eurent des attaques au début de la dothiénentérie. Une fois la pyrexie franchement déclarée, les attaques cessèrent complètement, les malades étant soumis à une balnéation méthodique. Chez deux de ces trois malades, on observa une notable élévation de la température fébrile après chaque attaque.

Il n'est pas très rare de voir des accès convulsifs survenir chez des épileptiques au cours d'une fièvre typhoïde; cependant un très petit nombre d'observations ont été publiées. Dans les nombreux ouvrages que nous avons consultés, nous n'avons pu en trouver que trois dont deux fort incomplètes, résumées dans l'article de M. Lannois.

Observation de M. Séglas (obs. XXXII). Il s'agit d'une fille de 20 ans, ayant eu des vertiges à 18 ans, et des accès à 18 ans 1/2. A 19 ans, elle contracta une fièvre typhoïde qui dura un mois. Pendant toute la durée de la maladie et pendant les six mois qui suivirent, elle n'eut ni accès ni vertige. Mais la fréquence antérieure des accès qu'il eût été si important de connaître n'est pas indiquée.

Observation de M. Quériaud. — Cet auteur rapporte un cas de fièvre typhoïde chez un épileptique à crises fréquentes : après quelques jours de suspension, les crises reparurent égales en nombre et en intensité. L'auteur fait remarquer lui-même le peu d'influence exercée par la maladie sur la marche de l'épilepsie.

Observation de M. Lannois. — La troisième et la plus

complète est celle de M. Lannois. Nous la publions in-extenso à la suite de nos observations personnelles.

Il s'agit d'une femme épileptique en traitement dans le service de M. le professeur Lépine. A son entrée à l'hôpital elle a des crises toutes les semaines : celles-ci augmentent de suite puisqu'on en compte quatre du 5 au 12 juin. Survient un érysipèle phlegmoneux de la cuisse avec une élévation de température qui dépasse à plusieurs reprises 40° et atteint même 41°. Immédiatement les crises disparaissent ; il y en a eu une le 12 juin, et sauf un léger vertige le 3 juillet, il ne s'en produit une nouvelle que le 26 juillet. L'action suspensive de la maladie infectieuse est évidente.

Le 24 septembre, la malade est dans une période de calme; elle a moins de crises, elle n'en a même plus depuis quinze jours. Elle est atteinte alors d'une fièvre typhoïde grave ; la température s'élève très haut, et c'est au moment où, se basant sur une fièvre dépassant 40°5, on pouvait croire l'épilepsie à nouveau jugulée, que réapparaissent les crises au nombre de deux, quatre, et même six par jour.

Au cours de la fièvre typhoïde survient un érysipèle de la face. M. Lannois pense que peut-être, s'il se fût montré plus tard, il eût agi comme le phlegmon de la cuisse en supprimant les accès. Mais la malade eut encore une crise après son apparition, « ce qui, dit M. Lannois, n'a rien de surprenant, puisqu'elle était encore profondément intoxiquée par le poison typhique, et sur le point d'avoir la complication terminale. »

Après avoir discuté longuement ces faits, M. Lannois

ajoute : « Le point sur lequel je désire appeler spécialement l'attention est celui-ci : chez cette femme, deux maladies aiguës ayant amené une élévation de température à peu près égale se sont comportées très différemment par rapport à l'épilepsie : l'une a fait disparaître les crises, l'autre les a sensiblement aggravées. Il est donc permis de supposer que ce n'est pas la fièvre, mais un autre facteur qui modifie l'épilepsie au cours des maladies aiguës. »

Pour M. Lannois, comme pour M. P. Marie, ce facteur c'est l'action des toxines sécrétées par les microbes producteurs de la maladie intercurrente. D'après le cas présent, les toxines sécrétées par le streptocoque de l'érysipèle auraient une action inhibitrice sur les accès épileptiques, tandis qu'au contraire les produits solubles du bacille d'Eberth favoriseraient les décharges nerveuses.

Comme conclusion à cette théorie, M. Lannois propose d'utiliser cette action curative de certaines toxines comme traitement de l'épilepsie, et préconise les injections sous-cutanées de produits solubles d'origine microbienne. Nous verrons plus longuement cette théorie, et celle de M. P. Marie, en parlant du traitement.

Chez les deux malades dont nous publions les observations, la fièvre typhoïde a évolué d'une façon normale. Mais les crises épileptiques, loin d'être supprimées comme il arrive parfois, ont été nombreuses, plus nombreuses même qu'à l'état normal.

Il est facile de s'en convaincre en examinant le tableau détaillé indiquant le nombre et la date des attaques depuis le 1er janvier 1900.

Tableau des attaques épileptiques.

Observation (Jeanne Land...)

1° Avant la fièvre typhoïde.

Janv. 1900	Attaques Jour	Attaques Nuit	Vertiges Jour	Vertiges Nuit
12	1			
19	2			
28	3			
29		1		
30			1	
Total..	6	1	1	

Février	Attaques Jour	Attaques Nuit	Vertiges Jour	Vertiges Nuit
2	1			
3	1			
11	4			
12	1			
13	3	2		
14	1	1		
15	1			
16	1			
26	1			
28	2			
Total..	16	3		

2° Au cours de la fièvre typhoïde.

Mars	Attaques Jour	Attaques Nuit	Vertiges Jour	Vertiges Nuit
1er	5			
2	4			
6	1			
7	4			
15	1		1	
20	1	1		
22			1	
21				2
26			1	
28			1	
Total..	17	1	5	2

3° Après la fièvre typhoïde.

Avril	ATTAQUES Jour	Nuit	VERTIGES Jour	Nuit
7	1			
11	6	1		
12	2	1		
13		1		
14		1		
Total..	9	4		
Mai				
10	5	4		
12	1			
Total..	6	4		
Juin				
26	1		1	
28	7			
29		1		
30		1		
Total..	8	2	1	

Juillet	ATTAQUES Jour	Nuit	VERTIGES Jour	Nuit
1er	4	3		
2	5			
3	7			
4	8			
Total..	24	3		
Août	Néant		Néant	
Septemb.				
23	1			

OBSERVATION (Eugénie Gàc...)

1° Avant la fièvre typhoïde

Janv.	ATTAQUES Jour	Nuit	VERTIGES Jour	Nuit
3		2		
9		1		
10	1			
28	1			
Total..	2	3		

Février	ATTAQUES Jour	Nuit	VERTIGES Jour	Nuit
7		2		
11	1	1		
12	1			1
18		4		
Total..	2	7		1

Mars	ATTAQUES Jour	ATTAQUES Nuit	VERTIGES Jour	VERTIGES Nuit
14		1		
18		1		
20	1	1		
21		1		
Total..	1	4		

Avril	ATTAQUES Jour	ATTAQUES Nuit	VERTIGES Jour	VERTIGES Nuit
17	6			
28		3		
Total..	6	3		

Mai	ATTAQUES Jour	ATTAQUES Nuit	VERTIGES Jour	VERTIGES Nuit
3		2		
4		1		
10		2		
20		1		
28		1		
29		1		
Total..		8		

Juin	ATTAQUES Jour	ATTAQUES Nuit	VERTIGES Jour	VERTIGES Nuit
4		2		
11		1		
16		2		
23		1		
30		1		
Total..		7		

Juillet	ATTAQUES Jour	ATTAQUES Nuit	VERTIGES Jour	VERTIGES Nuit
1		1		
10		1		
18		1		
19		1		
25		1		
26	1	2		
Total..	1	7		

Août	ATTAQUES Jour	ATTAQUES Nuit	VERTIGES Jour	VERTIGES Nuit
25	1			
31		2		
Total..	1	2		

Sept.	ATTAQUES Jour	ATTAQUES Nuit	VERTIGES Jour	VERTIGES Nuit
1		1		
23	1			
Total..	1	1		

2° Au cours de la fièvre typhoïde.

Octobre	ATTAQUES Jour	Nuit	VERTIGES Jour	Nuit
1	1			
2				1
3				1
4				2
6				1
7			2	
9				1
10			1	
12		1		
22	1			
25			1	
28			2	
Total..	3 attaques		12 vertiges	

Dans le premier cas (Jeanne Land...) la malade a eu :

Avant la fièvre typhoïde.....	Janvier. 7	crises	1 vertige
	Février. 10	—	
Au cours de la fièvre typhoïde	Mars... 18	—	7 vertiges
Après la fièvre typhoïde......	Avril... 13	—	
	Mai.... 10	—	
	Juin.... 20	—	1 vertige
	Juillet.. 27	—	
	Août... néant		néant
	Sept.... 1	—	

En juillet seulement le nombre total des crises a dépassé celui du mois de mars, si l'on ajoute les sept vertiges aux dix-huit attaques convulsives qui ont eu lieu au cours de la fièvre typhoïde. Mais il faut remarquer que les vingt-sept crises convulsives du mois de juillet ont porté sur quatre jours seulement, et quatre jours consécutifs, véritables crises subintrantes rappelant l'état de mal épileptique. Du 5 juillet au 23 septembre, la malade n'a eu ni une attaque, ni un vertige.

Au cours de la fièvre thyphoïde, au contraire, les dix-huit crises convulsives et les sept vertiges sont répartis sur dix journées différentes. Nous pouvons donc conclure que chez cette malade les crises ont été plus fréquentes au cours de la fièvre typhoïde qu'à l'état normal.

En ce qui concerne l'intensité des crises, nous trouvons également une exagération au cours de la dothiénentérie. Pendant cette période la plupart des attaques furent extrêmement violentes, par exemple celle du 15 mars, au cours de laquelle la malade saisit l'infirmière à la gorge et tenta de l'étrangler.

Dans le deuxième cas (Eugénie Gàe...), le tableau ne comporte que les crises antérieures à la fièvre typhoïde, et celles qui se sont produites au cours de cette maladie, la typhique étant encore en traitement à l'heure actuelle.

Avant la fièvre typhoïde.....	Janvier.	5 crises		
	Février.	9	—	1 vertige
	Mars...	5	—	
	Avril...	9	—	
	Mai....	8	—	
	Juin....	7	—	
	Juillet..	8	—	
	Août....	3	—	
	Sept....	2	—	
Au cours de la fièvre typhoïde	Octobre.	3 crises		12 vertiges

L'étude de ce tableau nous donne des renseignements intéressants.

1° Le nombre total des manifestations épileptiques (attaques convulsives et vertiges réunis) a été plus élevé au cours de la fièvre typhoïde qu'à l'état normal.

2° Dans les neuf mois qui ont précédé on trouve :

56 crises — un seul vertige;

Au cours de la fièvre typhoïde :

3 crises — 12 vertiges.

Si donc le nombre des manifestations épileptiques a été augmenté, leur intensité a été diminuée puisque l'on trouve moins de crises convulsives et plus de vertiges qu'à l'état normal, ces derniers n'étant, pour la plupart des auteurs, que des crises atténuées.

3° Comme dans l'observation précédente les accidents épileptiques sont répartis sur un nombre de jours plus grand au cours de la dothiénentérie qu'en dehors de cette affection.

En résumé l'étude de ces tableaux nous donne les renseignements suivants sur la marche de l'épilepsie au cours de la fièvre thyphoïde :

1° Chez les deux malades le nombre des accès épileptiques a été plus grand qu'à l'état normal ;

2° Chez la première l'intensité des crises convulsives a été exagérée; chez la seconde au contraire elle a été sensiblement atténuée ;

3° A nombre égal les crises épileptiques ont été dans les deux cas disséminées sur un nombre de jours beaucoup plus grand qu'à l'état normal.

Influence des attaques sur la température centrale.

Dans les grandes attaques épileptiques la tension artérielle est accrue, le pouls atteint 120 et 150 pulsations, la température centrale s'élève plus ou moins suivant la durée et l'intensité de la décharge nerveuse, pour atteindre son maximum dans l'état de mal épileptique.

Déjà pendant les phénomènes de l'aura on peut constater chez les malades une élévation légère de la température générale qui va en s'accroissant jusqu'à l'attaque convulsive. On a même noté une hyperthermie locale sur les membres qui sont le siège de l'aura (Féré, Epilepsie).

Les données actuelles de la physiologie permettent d'expliquer cette hyperthermie.

Les réactions qui sont les sources principales de la chaleur animale ont leur maximum d'intensité dans les muscles et dans les glandes. Ces réactions chimiques peuvent s'accroître sous l'influence d'un trouble de l'innervation. En ce qui concerne le muscle, par exemple, Claude Bernard a trouvé que le sang de la veine jugulaire du cheval est plus chaud pendant la mastication. Heidenhain et Kerner ont démontré que le muscle cardiaque est plus chaud que le sang qu'il renferme.

C'est là une conséquence nécessaire de la théorie dynamique de la chaleur.

Les muscles contracturés, en état permanent de contraction, présentent une température plus élevée qu'au repos en simple état de toxicité. Béclard a montré en effet que la contraction des muscles produit plus de chaleur quand elle est statique, c'est-à-dire non accompagnée du travail mécanique, que lorsqu'elle accomplit un travail mécanique utile ; la partie de l'action musculaire non utilisée sous forme de travail mécanique extérieur apparait sous forme de chaleur.

C'est pour cette raison que dans l'épilepsie, surtout dans l'état de mal épileptique, la température peut s'élever en peu de temps de plusieurs degrés sous l'influence des contractions toniques des muscles. Cette hyperthermie est beaucoup plus accentuée encore dans le tétanos, le système musculaire étant alors dans un état permanent de contraction. Wunderlich a pu chez des tétaniques observer des températures de 44°,75, et Richet a pu produire des températures analogues chez des chiens dont il faradisait la moelle.

Dans les convulsions épileptiformes de courte durée, la température peut s'élever de un demi degré à un degré au-dessus de la normale ; mais l'hyperthermie centrale devient beaucoup plus marquée lorsque les convulsions sont subintrantes et se prolongent en se répétant, ou sont séparées par de courts intervalles. Elles peuvent atteindre 40° à 41° et même au-dessus dans quelques cas très graves.

Les mêmes phénomènes se produisent-ils lorsque les attaques convulsives surviennent au cours d'une maladie intercurrente, d'une maladie infectieuse par exemple, alors que la température centrale est déjà très élevée du fait même de la pyrexie ?

MM. Tripier et Bouveret citent trois épileptiques qui présentèrent des crises convulsives au cours d'une fièvre typhoïde : « Chez deux de ces trois épileptiques, nous avons observé que *chaque attaque convulsive était immédiatement suivie d'une très notable élévation de la température fébrile.* »

M. J. Voisin (*L'Epilepsie* p. 197) dit à ce sujet : « Dans le cas d'une épidémie de scarlatine et de rougeole mes malades eurent à peu près le même nombre d'accès convulsifs et de vertiges ; mais ils présentèrent pendant plusieurs jours, alors que la température devait être normale, *une élévation de cette température que j'ai dû mettre sur le compte des vertiges* ou des accès puisque l'auscultation et l'examen clinique du malade ne me révélaient pas de complications de ces maladies éruptives. »

Nous retrouvons les mêmes phénomènes dans l'histoire de deux malades dont nous publions les observations.

Comme l'indiquent les tableaux ci-contre, la température centrale fut prise immédiatement après les manifestations épileptiques, attaques convulsives ou vertiges, qui survinrent au cours de la fièvre typhoïde.

L'étude de ces tableaux de température nous fournit plusieurs renseignements importants.

1° Les crises épileptiques sont suivies d'une élévation souvent considérable de la température centrale, élévation qui peut atteindre plusieurs degrés (3°,4 Obs. Jeanne Land,.. 15 mars).

2° En général, lorsqu'il y a seulement vertige, l'hyperthermie est moindre qu'en cas d'attaque convulsive. En comparant les deux tableaux de température, il est facile de se rendre compte de ce fait : chez la seconde malade où les vertiges ont été très nombreux et les attaques convulsives rares, l'ascension brusque de la température a été bien moins considérable que chez la première dont les attaques convulsives ont été fréquentes.

3° On observe parfois au cours d'une fièvre typhoïde chez un épileptique une hyperthermie considérable alors que le malade n'a pas eu de crise, qu'il n'y a pas eu la moindre tentative d'alimentation, que l'examen clinique ne révèle aucune complication pulmonaire ou intestinale. Comme M. J. Voisin l'a indiqué, on ne saurait expliquer cette ascension thermique que par des accès, ou plutôt par des vertiges, survenus principalement pendant la nuit et passés inaperçus.

Nous insistons tout spécialement sur ce point, car si l'on n'était prévenu, on pourrait, devant une ascension brusque de la température, croire à une complication de la fièvre typhoïde, alors qu'il ne s'agit en réalité que d'un vertige méconnu.

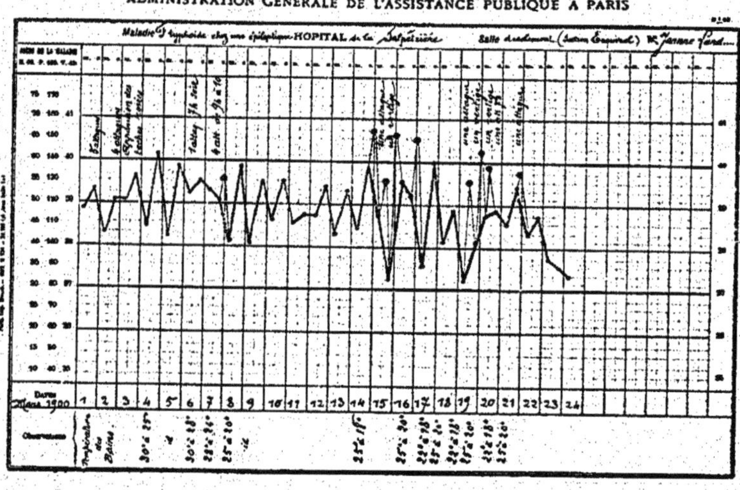
ADMINISTRATION GÉNÉRALE DE L'ASSISTANCE PUBLIQUE A PARIS
Maladie Typhoïde chez une épileptique HOPITAL de la Salpêtrière
Dates
Mars 1900
1 2 3 4 5 6 7 8 9 10 11 12 13 14 15 16 17 18 19 20 21 22 23 24
Observations
Température des Bains

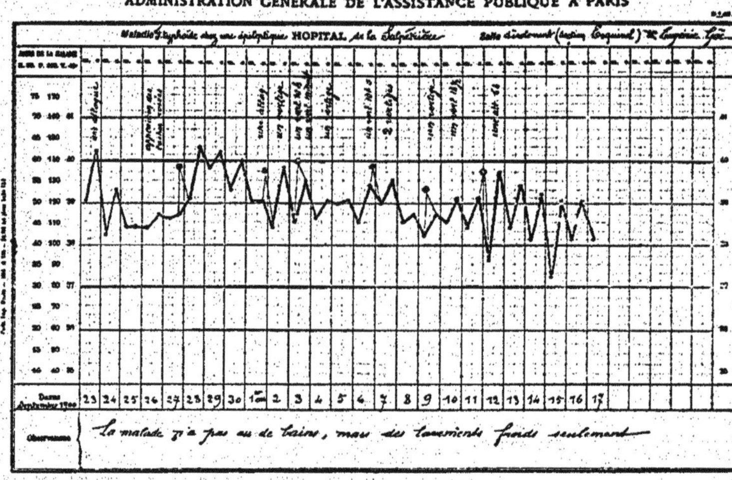
ADMINISTRATION GÉNÉRALE DE L'ASSISTANCE PUBLIQUE A PARIS
Maladie f. typhoïde chez une épileptique HOPITAL de la Salpêtrière
Salle
HOPITAL
Dates
Septembre 1900
23 24 25 26 27 28 29 30 1er Oct. 2 3 4 5 6 7 8 9 10 11 12 13 14 15 16 17
Observations
La malade n'a pas eu de bains, mais des lavements froids seulement

Du Traitement

Plusieurs auteurs ont tenté de mettre à profit cette action bienfaisante de certaines maladies intercurrentes, en particulier des maladies infectieuses, pour baser sur ce fait une méthode de traitement de l'épilepsie.

En 1814, comme nous l'avons déjà vu dans la partie historique, Selade (de Bruxelles) ayant constaté plusieurs fois la modification avantageuse opérée sur l'épilepsie par les fièvres intermittentes, essaya de les développer artificiellement sur des épileptiques en les exposant le soir à heure fixe au froid humide.

M. P. Marie qui considère l'épilepsie comme une maladie d'origine infectieuse a mis en cause les toxines microbiennes dans la suspension des accès épileptiques par les maladies intercurrentes. Partant de ce principe, il a suggéré l'idée de traiter l'épilepsie par l'injection sous-cutanée des produits solubles de divers microbes, ou par l'emploi des dérivés de la cantharide, en particulier du cantharidate de potasse, qui, selon lui, agiraient d'une façon assez analogue.

On trouve l'exposé de cette théorie dans la *Semaine*

Médicale, juillet 1892 : « L'épilepsie, affection d'origine infectieuse, se trouve d[illegible] influencée par d'autres maladies infectieuses. Ce ne [illegible] être directement, puisque ces maladies avaient les sièges les plus différents, et qu'aucune n'a présenté de localisation du côté du système nerveux central. Cette influence n'a donc pu s'exercer que d'une façon indirecte, grâce aux toxines produites par ces maladies. »

M. Marie recommande en plus des injections sous-cutanées de toxines microbiennes l'essai du cantharidate de potasse, ou de tout autre dérivé de la cantharide. Il se base sur ce fait que le cantharidate de potasse préconisé par Liebreich, dans le cas de tuberculose pulmonaire, agit d'une façon assez analogue à la lymphe de Koch, c'est-à-dire à une toxine d'origine microbienne. De plus il s'appuie sur une observation de la thèse de M. Quériaud (obs. XII). Il s'agit d'une malade se plaignant de douleurs continuelles de poitrine. Pour calmer ces douleurs, on appliqua, sur les instances de la malade, deux vésicatoires. On observa un fait remarquable ; cette femme qui avait en moyenne une attaque d'épilepsie tous les jours n'en eut pas pendant tout le temps que dura l'irritation produite par le vésicatoire ; aussitôt l'irritation suspendue, les attaques recommencèrent.

M. Lannois arrive aux mêmes conclusions et a tenté le même traitement : « La notion de la fièvre « qui fait cesser les spasmes » nous semble complètement devoir être laissée de côté et remplacée par celle de l'action des toxines sécrétées soit par les microbes producteurs, soit même par l'organisme lui-même, dont les fonctions sont modifiées. » M. Lannois a employé chez des épileptiques les injections sous-cutanées des produits solubles du staphylococcus pyogenes (Lannois. — *Traitement de la chorée et de l'épilepsie par des produits microbiens.* Société des sciences médicales de Lyon, et *Lyon médical* 23 octobre 1892.

M. Féré (*Semaine médicale*, 1892, page 231), ne partage pas les mêmes opinions : « Il est incontestable que certaines maladies, et particulièrement les maladies infectieuses, peuvent modifier d'une façon heureuse la marche de l'épilepsie ; mais peut-on baser sur ce fait une méthode de traitement rationnel de cette névrose ? Cela me paraît douteux, car il est prouvé qu'il peut y avoir de sérieux inconvénients à déterminer des infections artificielles chez des névropathes. »

Dans un travail déjà cité dans l'introduction, M. Marandon de Montyel pense que devant l'action incertaine, souvent contradictoire des maladies infectieuses sur la marche de l'épilepsie, il n'est pas possible de tirer une utilisation thérapeutique d'une infection.

Traitement par les bains froids. — MM. Tripier et Bouveret (*La fièvre typhoïde traitée par les bains froids*, p. 169), disent au sujet du mal comitial : « Un épileptique fébricitant peut être sans danger plongé dans un bain froid. Il n'est pas prouvé que le choc de l'eau froide soit capable de provoquer la crise épileptique, ni surtout de la rendre plus grave. Un des malades de notre statistique était épileptique. Il avait eu déjà trois attaques convulsives avant d'être soumis à la méthode des bains froids. Il fut baigné suivant la formule générale et, pendant toute la durée du traitement, il n'eut aucune crise convulsive. Nous avons observé un fait semblable dans la clientèle de la ville. Enfin, dans le service d'un de nos collègues à l'hôpital, un typhique fut, dans la baignoire, pris d'une grande attaque convulsive. Renseignements pris, il était épileptique, et l'épilepsie datait de loin. Comme la température était fort élevée, il n'y eut pas de nouvelles attaques. La fièvre suivit son cours régulier, et la guérison fut obtenue sans aucun autre incident. »

D'après les exemples donnés par MM. Tripier et Bouveret, les bains froids auraient sur les attaques épileptiques une influence plutôt favorable ; chez les trois malades cités par ces auteurs, les crises disparurent lorsque la balnéation fut employée d'une façon régulière. D'un autre côté leur efficacité dans le traitement de la fièvre typhoïde ne saurait aujourd'hui être contestée. Il nous semble donc que chez un typhique l'apparition de crises épileptiques ne nécessite pas l'institution d'un traitement spécial, les bains froids restant le traitement de choix.

Mais il n'est pas toujours facile de baigner les épileptiques, en cas d'attaques convulsives violentes par exemple. On peut toujours employer les lotions, et surtout les lavements froids.

Nous dirons quelques mots seulement de ce dernier mode de traitement, une étude très complète devant être publiée prochainement.

Des deux malades dont nous donnons les observations, l'une (Jeanne Land...) a été traitée simultanément par les bains, les lavements froids et les lotions; l'autre (Eugénie Gâc...) a été traitée par les lavements froids seuls.

Si l'on consulte le tableau des crises épileptiques survenues chez ces deux malades au cours de la fièvre typhoïde, on pourrait être frappé par ce fait que chez la première (Jeanne Land...) traitée à la fois par les bains et les lavements froids, les crises ont été plus nombreuses et plus fortes que chez la seconde, traitée par les lavements seuls, et être tenté d'incriminer la balnéation. Il nous semble qu'il faut plutôt mettre en cause des degrés différents d'infection typhique, la dothiénentérie ayant certainement présenté plus de gravité chez la première malade que chez la seconde. D'un autre côté les crises en dehors de la fièvre typhoïde étaient beaucoup plus fréquentes chez Jeanne Land... que chez Eugénie Gâc...

Ordinairement la température du lavement était celle du milieu ambiant; exceptionnellement l'eau fut additionnée deux ou trois fois d'une faible quantité de glace. Les bains étaient donnés à des températures variant avec la réaction fébrile, comme nous l'avons indiqué sur le tableau des températures.

D'une façon générale les lavements froids abaissaient la température de 1°, les bains de 2° environ.

On pourrait objecter que l'eau froide servant au lavement faussait les indications thermométriques, la température étant prise dans le rectum.

Chez Eugénie Gâc... la température fut prise dans le rectum il est vrai, mais on eut toujours soin d'attendre plus de quinze minutes entre l'administration du lavement et la mise en place de l'ampoule thermométrique. L'eau qui pouvait rester du lavement se trouvait certainement alors à la température du milieu ambiant.

Chez Jeanne Land... la température fut prise dans *le vagin*.

Lorsque la balnéation n'est pas possible, les lavements froids peuvent les remplacer dans une certaine mesure. C'est un mode de traitement simple, à la portée de tout le monde, et qui donne de très bons résultats. Les lavements ont sur l'hyperthermie une action beaucoup plus efficace que celle des lotions.

Il est prudent de suspendre chez un typhique l'emploi du bromure de potassium, ce médicament ne pouvant qu'augmenter le collapsus et la congestion pulmonaire qui sont constants au cours de la dothiénenterie.

OBSERVATIONS

Observation I

(Observation recueillie par M. W. Levesque, externe du service.)

Fièvre typhoïde chez une épileptique. Crises plus fréquentes au cours de la dothiénentérie qu'à l'état normal. Traitement par les bains et les lavements froids.

La nommée Jeanne Land.... 14 ans. Entrée à l'hôpital de la Salpêtrière, section Esquirol, le 8 octobre 1897. Entrée à la salle d'isolement le 1er mars 1900.

A. H. — Orpheline. Son père était alcoolique, la mère épileptique.

A. P. — Jusqu'à l'âge de 10 ans, la malade se portait assez bien ; cependant elle était sujette à des vertiges.

A 10 ans, elle fut atteinte d'une ostéomyélite de l'épaule gauche et d'une fièvre scarlatine ; à la suite de ces affections survinrent les grandes attaques d'épilepsie. Depuis lors ces attaques sont devenues plus fréquentes et plus fortes, mais se sont toujours montrées d'une façon irrégulière : tantôt, véritable mal épileptique, elles viennent par séries ininterrompues, sans que la malade reprenne connaissance dans l'intervalle qui sépare deux ou plusieurs attaques ; tantôt il n'y a qu'une seule attaque dans la même journée. La malade reste même quelquefois plusieurs jours sans avoir ni attaque ni vertige, comme le montre le tableau ci-après :

Janv. 1900	Attaques Jour	Attaques Nuit	Vertiges Jour	Vertiges Nuit
3		2		
9		1		
10	1			
28	1			
Total.....	2	3		

Février	Attaques Jour	Attaques Nuit	Vertiges Jour	Vertiges Nuit
7		2		
11	1	1		
12	1			1
18		1		
Total.....	2	7		1

1er mars. — Tel était l'état de la malade lorsque le 1er mars elle fut prise brusquement de fièvre (38°8 le matin) sans avoir de frisson.

Ce même jour dans l'après-midi, elle eut cinq attaques très fortes pendant lesquelles elle perdit complètement connaissance. Le soir elle se plaignait de céphalalgie violente à la région frontale, de constipation et de douleurs dans le ventre. On lui donne 0 gr. 50 de sulfate de quinine.

T. matin 38°8, T. soir 39°4.

2 mars. — Le matin, purgation et deux lavements. Les matières fécales présentaient une couleur verdâtre. La douleur dans le ventre, dont la malade se plaignait la veille, disparait avec la constipation; cependant la fosse iliaque droite reste douloureuse à la pression et on y constate quelques gargouillements.

Dans l'après-midi, deux nouvelles attaques très fortes. On donne 0 gr. 50 de quinine.

T. matin 38°1, T. soir 39°1.

3 mars. — T. matin 39°1, T. soir 39°7, malgré plusieurs lavements froids. Les gargouillements dans la fosse iliaque droite avaient disparu; la diarrhée succédait à la constipation, et les selles prenaient une teinte ocre jaune caractéristique. On supprime le bromure de potassium.

4 mars. — T. matin 38°2, T. soir 40°2.

Apparition de taches rosées lenticulaires à l'épigastre, à la partie supérieure du flanc droit et dans toute l'étendue du flanc gauche. L'aspect de la malade n'était nullement celui d'une typhique. En effet la malade n'était pas abattue, s'intéressant à tout ce qui se passait autour d'elle, et répondant parfaitement à toutes les demandes qui lui étaient faites. La céphalalgie persiste, continue, moins violente cependant que les jours précédents. Pas de saignement de nez.

La peau est sèche et brûlante, la langue sèche, blanche au centre, rouge à la pointe et sur les bords. Le ventre n'est pas ballonné; pas de tympanisme abdominal. La fosse iliaque droite est toujours douloureuse à la pression, mais la douleur est moins vive. Selles liquides couleur ocre jaune caractéristique.

La rate est un peu volumineuse, non douloureuse. Le pouls n'est pas dicrote, 100 pulsations par minute. A l'auscultation on trouve de la bronchite surtout à gauche. Aucun trouble de la vision ni de l'ouïe.

T. soir 40°2 malgré les lavements froids, les bains à 30° refroidis à 25°, et l'application de ventouses.

5 mars. — T. matin 38°3.

Céphalalgie moins vive. Les taches rosées lenticulaires se sont généralisées à l'abdomen et au dos.

La rate mesure 11 centimètres de longueur et est un peu sensible. Pouls dicrote. La respiration est légèrement embarrassée et la base gauche offre un peu de congestion.

Les urines sont claires et ne contiennent ni albumine ni indican. La quantité émise en vingt-quatre heures est d'environ 400 centimètres cubes.

Ventouses, lotions, bains à 30° refroidis à 25°.

T. soir 39°9.

6 mars. — T. matin 39°3.

Séro diagnostic positif.

La malade a le même aspect que les jours précédents; elle n'est pas abattue.

Pouls dicrote: 118 pulsations.

La quantité d'urine a légèrement augmenté: 450 cent. cubes.

Vers 7 heures du soir, une attaque, beaucoup moins forte que celles qui se produisaient avant le début de la pyrexie.

Ventouses, lotions, bains à 30° refroidis à 28°. Après chaque bain la température s'abaisse d'environ 1°.

T. soir, 39°5.

7 mars. T. matin. 39°4.

De 9 heures à 10 heures, quatre attaques, beaucoup moins fortes qu'avant le début de la maladie. Cependant la malade est restée tout le temps sans reprendre connaissance. Après ces attaques la malade était très abattue et plongée dans la somnolence.

Le pouls est bon. 118 pulsations. Encore quelques râles aux deux bases.

Les urines sont claires, mais laissent déposer une grande quantité de phosphates ; elles sont beaucoup plus abondantes, passant brusquement de 450 cent. cubes à 1200 cent. cubes par vingt-quatre heures.

Cinq selles, toujours liquides, et couleur ocre jaune.

Aujourd'hui lavements froids, et bains à 28° refroidis à 24°.

Tant que la température n'a pas atteint 39°, on s'est contenté de donner des lavements froids. Ceux-ci ont eu pour résultat d'abaisser la température de un degré environ à chaque fois. De même pour les bains froids donnés lorsque la température atteignait 39°. Cependant le soir la température atteignait encore 39°1, bien que dans la journée elle soit descendue à plusieurs reprises à 37°.

T. soir, 39°1.

8 mars. T. matin. 38°2.

La malade toujours abattue par ses attaques d'hier est toujours plongée dans la somnolence.

Pouls, 118 pulsations.

A l'auscultation quelques râles sibilants à la base du poumon droit, et des râles ronflants et sibilants dans le poumon gauche.

Urines toujours claires, mais avec dépôt abondant, 1250 cent. cubes. Pas d'albumine.

Ventouses, lavements froids, bains à 25° refroidis à 20°. Après chaque bain, abaissement de 1° et plus de la température.

T. soir, 39°9.

7 mars. T. matin, 38°1.

Langue sale, urine jaune sale, 1300 cent. cubes. Pas d'albumine. La malade est sortie de son hébétude et a repris l'aspect qu'elle avait au commencement de sa maladie avant les attaques.

Jusqu'au 12 mars, rien de particulier. Même traitement.

13 mars. L'état de la malade reste toujours le même. Les urines sont abondantes et contiennent des traces d'albumine.

Lotions, lavements froids, et bains à 25° refroidis à 18°. Les lavements abaissent de 1° la température, les bains froids de 2° environ.

14 mars. Rien de particulier, sauf une légère augmentation de l'albumine contenue dans les urines.

15 mars. Dans la nuit la température monte à 40°8, sans que l'on puisse s'expliquer cette ascension subite. La malade n'a pas mangé; il n'existe aucun symptôme d'hémorrhagie ou de perforation intestinale; la langue n'est pas plus sale que les jours précédents, et l'appareil pulmonaire ne présente toujours que quelques râles sibilants.

On ne peut expliquer cette saute de température que par un accès ou un vertige passé inaperçu. Ici un fait rend cette opinion presque certaine, à savoir l'excitation que la malade présenta toute la nuit, excitation fréquente au moment de ses attaques, et qui fut telle au cours de cette crise, que la typhique saisit l'infirmière à la gorge, et tenta de l'étrangler.

Dans l'après-midi vers 2 deux heures, nouvelle attaque avec perte complète de connaissance, et congestion intense de la face. Cette attaque fut extrêmement violente et laissa la malade anéantie.

Vers six heures du soir, un vertige.

Dans la journée, bains froids à 22° refroidis à 18°.

T. soir, 37°3.

16 mars. Rien de particulier.

Lavements froids, et bains à 25° refroidis à 20°.

17 mars. La température a de nouveau atteint 40° dans la journée. Ce fait ne peut encore s'expliquer que par un vertige passé inaperçu.

Lavements froids. Bains à 25° refroidis à 18°.

19 mars. La malade présente au réveil une coloration rouge intense de la pommette gauche.

Les phénomènes pulmonaires ont presque disparu.

Les urines ont une odeur d'hydrogène sulfuré et renferment une assez grande quantité d'albumine. Pour les vingt quatre heures, 1200 cent. cube d'urine.

Dans l'après-midi, nouvelle attaque, courte et peu intense; cependant la malade a perdu complètement connaissance. Même traitement.

20 mars. Dans la nuit la température atteint 40° à la suite d'un vertige qui, cette fois, n'est pas passé inaperçu.

Vers 7 heures du matin, légère attaque, sans perte complète de connaissance.

Lavements froids, et bains lorsque la température atteint 39°.

21 mars. Attaque très forte pendant la nuit. Les bains sont suspendus. Les lavements froids donnent d'excellents résultats. Deux exemples :

T. avant le lavement 39°2, après 37°2.

— 39°1, — 36°8.

22 mars. La température baisse graduellement. Les lavements froids sont eux-mêmes suspendus, sauf lorsque la température atteint 38°.

A 7 heures du matin un vertige.

La malade dit qu'elle a faim, et éprouve maintenant le besoin de dormir.

23 mars. Dans la nuit la température a dépassé 38°. Le matin

elle est de 37°8 bien que les lavements aient été suspendus pendant la nuit.

Dans la journée elle oscille entre 37° et 37°6.

L'albumine diminue dans les urines.

24 mars. Dans la nuit la température atteint 38°.

T. matin, 37°3.

Dans la journée elle descend au-dessous de 37°.

Dans l'après-midi, vers 2 heures et 6 heures, deux vertiges de courte durée, mais avec perte de connaissance.

25 mars. La température est normale. L'albumine a complètement disparu dans les urines.

26 mars. La malade commence à manger. A la fesse droite, légère éruption furonculeuse.

Dans l'après-midi, deux vertiges de courte durée.

30 mars. Rien de particulier. L'insomnie a disparu, et la malade mange avec appétit.

Les furoncles sont en voie de guérison.

Observation II (Personnelle).

Fièvre typhoïde chez une épileptique. Crises plus fréquentes mais moins fortes au cours de la dothiénentérie qu'à l'état normal. Traitement par les lavements froids seuls.

Eugénie Gâc..., âgée de 13 ans, entrée à l'hospice de la Salpêtrière (section Esquirol), le 22 juillet 1897, pour épilepsie, entrée à la salle d'isolement le 23 septembre 1900.

A. H. Inconnus (enfant assisté).

A. P. Aucun renseignement sur l'enfant avant son entrée dans le service. Présente des stigmates de dégénérescence : crâne asymétrique, cheveux implantés très bas, oreilles en évent et lobules très épais ; l'intelligence est très limitée. Pas réglée.

Est sujette à des attaques convulsives, rarement à des vertiges. Ces accidents se montrent d'une façon tout à fait irrégulière ; tantôt la malade a des accès quotidiens pendant trois ou quatre jours, tantôt elle reste pendant une quinzaine de jours et même plus sans avoir ni attaque ni vertige. Présente souvent des périodes d'excitation qui durent plusieurs jours, et alors il y a de l'insomnie, des troubles psychiques, un changement subit du caractère; l'enfant habituellement douce devient très irritable et tracasse les autres pensionnaires.

Voici résumé le tableau des accès épileptiques avant le début de la pyrexie :

Janvier, 5 crises.
Février, 9 crises. 1 vertige.
Mars. 5 crises.
Avril. 9 crises.
Mai. 8 crises.
Juin. 7 crises.
Juillet. 8 crises.
Août, 3 crises.
Septembre, 2 crises.

La malade jouissait d'une assez bonne santé, lorsque le 19 septembre elle se plaignit d'un mal de gorge violent et de bourdonnements d'oreilles ; dans l'après-midi elle présentait tous les symptômes d'une angine catarrhale et fut obligée de garder le lit.

Ces symptômes persistèrent plusieurs jours, accompagnés, d'une céphalalgie intense, d'une insomnie complète et de constipation. Ventre peu douloureux à la pression, pas de saignement de nez.

Le 22 septembre, gargouillements dans la fosse iliaque du côté droit. A la suite d'une purgation donnée la veille, les selles sont diarrhéiques. Le ventre est beaucoup plus douloureux à la pression; la céphalalgie est toujours aussi intense; cependant la malade n'est pas abattue et s'intéresse à ce qui se passe autour d'elle.

23 septembre. La malade entre à la salle d'isolement. Dans la journée, crise convulsive avec perte complète de connaissance. Cette attaque fut immédiatement suivie d'une élévation

de la température qui atteignait le soir 40°,3. T. matin, 39°1. Régime lacté absolu. En présence de cette hyperthermie, on donne dans la journée deux lavements froids, en additionnant l'eau d'une faible quantité de glace.

Jusqu'au 26 septembre, rien de bien caractéristique. La malade a conservé le même aspect calme ; les selles sont diarrhéiques avec une teinte jaunâtre ; le ventre est toujours douloureux, un peu ballonné ; la rate est légèrement augmentée de volume, non douloureuse à la pression. Pas de saignement de nez. Le 26, apparition de taches rosées lenticulaires à l'épigastre. T. matin 38°5, le soir 38°8. Les lavements froids sont continués.

27 septembre. Séro-diagnostic positif. L'état général de la malade n'a guère varié. La peau est sèche et brûlante, la langue est sèche, rouge à la pointe ; la gorge est tapissée de mucosités. Les urines sont abondantes et renferment un nuage d'albumine. Rien du côté des poumons.

28 septembre. T. matin 39°2. Le soir la température monte brusquement à 40°4. Lavements froids. La respiration est légèrement embarrassée ; quelques râles de bronchite disséminés dans les deux bases. Pouls dicrote. La malade est toujours très éveillée.

Jusqu'au 1er octobre la température est toujours élevée, tout en baissant graduellement.

29 septembre. T. matin 39°9, T. soir 40°3.

30 septembre. T. matin 39°4, T. soir 40°.

1er octobre T. matin 39°1, T. soir 39°1.

Dans la soirée du 1er octobre une attaque convulsive de courte durée ; la malade perd cependant connaissance. Aussitôt après l'attaque, la température monte à 39°9. Selles liquides, couleur ocre jaune caractéristique. Les lavements froids abaissent la température de 1° environ à chaque fois.

2 octobre. La malade est restée très abattue hier soir à la suite de son attaque, présente ce matin un état général satis-

faisant. T. 38°5. Dans la soirée un vertige; la température atteint 39°9.

3 octobre. Deux vertiges, l'un à 10 heures dans la matinée avec une température de 40°, l'autre de très courte durée dans la nuit.

T. matin. 38°6 ; T. soir. 39°6.

On a supprimé le bromure de potassium. Jusqu'au 6 octobre, rien de particulier à part un léger vertige dans l'après-midi. La malade ne présente nullement l'aspect d'une typhique ; elle est aussi éveillée qu'à l'état normal, et répond parfaitement aux questions qu'on lui pose. Les urines sont abondantes; elles renferment une quantité notable d'albumine. 115 pulsations, pouls dicrote ; quelques râles sibilants et ronflants aux deux bases. Langue blanche au centre, très rouge à la pointe et sur les bords. fuliginosités sur les dents et les gencives. Vers dix heures du soir. vertige de très courte durée. La température qui était le soir de 39°5 n'atteint à ce moment que 39°9.

9 octobre. Depuis trois jours la température a baissé graduellement.

7 octobre. T. matin. 39° ; T. soir. 39°6.

8 octobre. T. matin, 38°6 ; T. soir, 38°8.

9 octobre. T. matin. 38°3 ; T. soir, 38°8.

Deux vertiges dans l'après-midi du 7, un vertige dans la matinée du 9. Ces vertiges. comme tous ceux qui ont eu lieu depuis le commencement de la dothiénentérie sont de très courte durée et n'occasionnent qu'une légère ascension thermique. Le 9. à la suite du vertige. la température s'est élevée cependant de plus de un degré, de 38°3 à 39°4. L'aspect de la malade a complètement changé ; les traits sont tirés. la malade reste plongée dans un état de somnolence, indifférente à ce qui se passe autour d'elle. La langue est sèche et rôtie, les selles sont toujours diarrhéiques, les urines renferment une notable quantité d'albumine.

10 octobre. Malgré cette aggravation de l'état général,

la température ne s'élève guère plus haut que les jours précédents.

T. matin, 38°6; T. soir, 39°2.

Léger vertige à une heure et demie. La malade n'a pas eu d'attaque convulsive depuis le 1er octobre. Les lavements froids sont donnés chaque jour et abaissent sensiblement la température.

11 octobre. Rien de particulier.

T. matin, 38°5; T. soir, 39°2.

12 octobre. Dans la nuit la température s'est élevée tout à coup à 39°8 alors que le matin du 12 elle n'est plus que de 38°7. Cette hyperthermie subite ne peut être expliquée que par un vertige passé inaperçu, puisque l'examen clinique de la malade ne révèle aucune complication de la fièvre typhoïde. D'ailleurs cette hypothèse se trouve confirmée par ce qui se passe dans l'après-midi. Vers six heures la malade a un vertige, et immédiatement la température qui était de 38°7 passe à 38°8.

15 octobre. Pas de vertiges depuis le 12. La température descend progressivement.

12 octobre. T. soir, 39°0.

13 octobre. T. matin, 38°5; T. soir, 39°5.

14 octobre. T. matin, 38°2; T. soir, 39°3.

15 octobre. T. matin, 37°3; T. soir, 39°.

La malade est beaucoup moins abattue que les jours précédents et éprouve maintenant le besoin de dormir. Il reste encore quelques râles à la base du poumon gauche; l'albumine a disparu des urines.

17 octobre. La défervescence en lysis s'est encore accentuée et s'opère d'une façon régulière.

16 octobre. T. matin, 38°2; T. soir, 39°.

17 octobre. T. matin 38°2.

Les phénomènes pulmonaires ont presque entièrement disparu, et l'état général est satisfaisant.

Observation III (1)

Hémiparésie droite datant de l'âge de huit mois. Crises épileptiques ayant débuté à l'âge de treize ans. Aggravation ultérieure de la paralysie, et tremblement du membre inférieur. Disparition temporaire des crises convulsives pendant la durée d'un érysipèle phlegmoneux de la cuisse. Fièvre typhoïde contractée dans la salle : augmentation considérable des crises. (Observation recueillie par M. Lyonnet, interne du service)

La nommée Ver... Marie, entre dans le service de M. le professeur Lépine, salle Sainte-Marie, n° 33, le 4 juin 1892.

Le père et la mère sont bien portants. Deux frères en bonne santé ; une sœur morte d'affection indéterminée. Une de ses cousines serait atteinte d'une maladie nerveuse et prendrait des crises. Aucun autre antécédent héréditaire ou collatéral.

L'affection qui amène la malade à l'hôpital date de la première enfance, et les renseignements sont fournis par la mère avec assez de précision.

Placée en nourrice assez loin de ses parents, elle tomba malade à huit mois ; la mère alla la chercher et dit que l'enfant n'avait eu ni fièvre, ni convulsions, mais seulement une sorte de tremblement. La nourrice était malade à ce moment et accoucha bientôt après d'un enfant mort. Peu après la petite Ver... eut sur les fesses de nombreux furoncles dont elle porte encore la trace. Toutefois on ne peut dire si la nourrice avait la syphilis, car elle eut ultérieurement plusieurs enfants très bien portants, et elle attribuait son avortement à la fatigue d'une course rapide derrière une vache échappée.

Quoi qu'il en soit, la petite malade, reprise par ses parents,

(1) M. Lannois. — Epilepsie et fièvre typhoïde. (*Revue de médecine*, 1893, p. 493)

parut guérir complètement. Elle n'était cependant pas comme les autres enfants : elle traînait la jambe droite, ne pouvait courir et avait de la faiblesse du membre supérieur droit.

A l'âge de 7 ans, brûlure de la jambe droite par de l'eau bouillante. Plus tard, elle fut brûlée aussi à la poitrine par des linges trop chauds appliqués pour un malaise insignifiant : elle en porte des traces très évidentes.

En dehors de ces légers accidents, elle se porte très bien jusqu'à l'âge de 13 ans. A ce moment, la menstruation s'établit, et, sans cause occasionnelle, la malade est prise de crises convulsives semblables à celles qu'elle présente encore actuellement. Au début elles étaient surtout nocturnes et survenaient principalement à l'époque des règles, se succédant parfois trois ou quatre jours de suite, surtout si celles-ci étaient retardées.

Ces crises surviennent sans cause appréciable et varient beaucoup d'intensité. Parfois ce n'est qu'un simple étourdissement de quelques secondes, le plus souvent c'est une véritable crise avec cri initial, chute brusque, convulsions, assoupissement consécutif qui peut durer quelques heures. Elle a peu d'écume à la bouche, ne se mord la langue qu'exceptionnellement, mais urine assez souvent sous elle. Elle est souvent prévenue de sa crise, mais rarement l'aura débute par la main parésiée ; le plus souvent c'est une boule grosse comme une cerise, dit-elle, qui remonte sous la peau de la poitrine et arrive à la gorge. Malgré l'aura la chute est assez brusque pour qu'elle se blesse, parfois grièvement ; c'est ainsi qu'elle porte une cicatrice marquée à la région temporale gauche.

Les crises ne survenaient autrefois que tous les mois ou même plus rarement, mais elles se rapprochent, et actuellement il ne se passe pas de semaine qu'elle n'en ait une. Il y aurait même eu, il y a six mois, une série de crises dans une même nuit, et c'est de ce moment que date son désir de venir se faire soigner à Lyon.

Depuis quelque temps la faiblesse augmente dans le bras et

la jambe du côté droit : un tremblement autrefois léger est devenu assez marqué pour qu'elle ne puisse plus coudre.

A l'entrée de la malade, on constate que la force musculaire est considérablement diminuée au membre supérieur droit, surtout à la main et à l'avant bras, les muscles du bras étant relativement moins atteints.

Il y a un tremblement très net lorsque la malade étend la main. C'est un tremblement à oscillations rapides, courtes, qui augmentent beaucoup d'étendue dans les mouvements volontaires au moment où le but est atteint. semblable par conséquent à celui de la sclérose en plaques.

Le membre inférieur droit présente une légère diminution de la force que la malade dit se traduire par une fatigue rapide ; malgré cela elle marche bien.

La face ne présente rien au premier abord, mais en l'examinant avec soin, on voit que la moitié droite de la figure est parésiée : elle ouvre moins la commissure droite en parlant et souffle difficilement, ce qui fait d'ailleurs gonfler la joue droite plus que la gauche. La parole est un peu trainante, mais il n'y a pas de tremblement de la langue. Rien du côté des muscles des yeux.

Il y a une atrophie manifeste des membres droits, surtout de la main et de l'avant-bras, qui sont nettement plus petits que de l'autre côté. Les mensurations (à 12 centimètres au-dessous de l'olécrane) donnent 1 centimètre de moins à droite qu'à gauche, pas de différence pour les deux bras. Aux membres inférieurs on trouve : à 12 centimètres de la pointe de la rotule, 33 centimètres à la jambe droite et 35 à la gauche ; à 10 centimètres au-dessus de la base de la rotule, 40 centimètres à droite et 41 à gauche. L'atrophie est d'ailleurs très visible.

Pas de contractions fibrillaires ni de différence de température.

L'examen des sensibilités générale et spéciale ne montre rien à signaler. La sensibilité réflexe est exagérée : l'exagération est appréciable au poignet et au tendon du triceps sans être considérable. Elle est beaucoup plus marquée pour le réflexe du genou, des deux côtés, mais surtout à droite. De ce côté on obtient même quelques secousses de trépidation épileptoïde par le réflexe du pied.

La malade est impressionnable et a perdu un peu la mémoire.

Sa santé générale est bonne, sauf un peu d'anémie avec un souffle systolique à la base et un souffle dans les vaisseaux du cou. Un peu d'obésité.

Le 5 juin. Au moment de la visite, crise légère de quatre à cinq minutes.

Le 8 juin. Crise plus forte, à la suite d'une contrariété, avec convulsions classiques, écume sanguinolente, cyanose.

Le 11 juin. Une crise à 5 heures du matin dans son lit.

Le 12 juin. Une crise dans la matinée.

Le 16 juin. Depuis deux jours la malade a de la fièvre sans qu'on trouve aucune localisation (le 14, 39°5 le matin et 40°6 le soir; le 15, 39°4 le matin et 41° le soir). La malade est sans délire, la langue sale; la température a baissé : 39° le matin, 39°2 le soir.

Le 17 juin. *Large plaque érysipélateuse* au niveau de la région moyenne de la cuisse droite qui est manifestement tuméfiée. Température de 40°1 qui tombe le soir à 39°4 sous l'influence de 4 grammes de salicylate de soude.

Le 18 juin. Traînées lymphangitiques sur toute la face interne de la cuisse, remontant jusqu'aux ganglions de l'aine. Température 38°1 le matin, 39°4 le soir.

Le 20 juin. Même état des signes locaux : la fièvre n'ayant pas dépassé 39°5, et la malade se plaignant de bourdonnements d'oreilles, on supprime le salicylate, 38°4 le matin.

Le 22 juin. La température ayant remonté à 40°, on redonne le salicylate à 4 grammes (qui a été continué à cette dose jusqu'au 29 juin).

Le 26 juin. L'érysipèle s'est étendu et il y a un empâtement profond très marqué. L'état général est mauvais. la face est blafarde. Obnubilation et affaiblissement tels que la malade répond à peine. Elle a eu 40° avant-hier soir et 40 8 hier soir. La courbe est très irrégulière. 39 5 matin et soir.

Le 27 juin. La température retombe à 38°. Il n'y a plus de rougeur mais une tuméfaction très étendue à la face interne de la cuisse, du genou et du quart supérieur de la jambe. Petite eschare sur la fesse droite.

Le 29 juin. L'induration a diminué et on sent au contraire de la fluctuation. Trois ouvertures de bistouri, drainage étendu.

A partir de ce moment, amélioration rapide, la température baisse au-dessous de 38° dès le 30 juin.

La malade n'a pas eu de crise depuis le début de l'érysipèle phlegmoneux. La première qui est de nouveau notée s'est produite le 26 juillet, alors que la guérison était complète depuis plus de quinze jours. Il faut toutefois noter qu'elle aurait eu *un très léger vertige* le 3 juillet.

A la date du 1er août je remplace M. le professeur Lépine : la malade a eu une crise dans la matinée.

Le 17 août. On commence à faire à la malade des injections sous cutanées de cantharidate de potasse (d'abord de 0 mmgr. 2, puis de 0 mmgr. 4) tous les deux jours. On relève dans l'observation une crise le 3 août, une le 9, une le 16.

Le 8 septembre. Les crises ayant continué à se produire tous les quatre à six jours, on a cessé les injections depuis plus de huit jours.

Les crises sont plus fréquentes, une le 3, une le 5, une le 6, deux le 7, ce que la malade attribue à un retard de ses règles qu'elle devrait avoir depuis huit jours.

Le 9 septembre. On commence à faire des injections d'une culture filtrée et stérilisée de staphylococcus pyogenes aureus (de un à deux centimètres cubes trois fois par semaine). La malade a encore deux crises dans la journée.

Le 17 septembre. Les règles ont reparu : la malade *n'a pas eu de crises* depuis le commencement des injections de produits solubles microbiens.

Le 24 septembre. La malade est toujours indemne de crises, mais ce matin elle raconte qu'elle n'est pas à son aise depuis quatre à cinq jours, qu'elle a mal à la tête, et qu'elle n'a pas d'appétit. Malgré cela elle restait debout, allait et venait dans la salle et n'avait pas jugé bon d'en parler lorsquelle était venue se faire pratiquer les deux dernières piqûres, les maux de tête lui étant une chose trop habituelle pour qu'elle s'en plaigne.

Le pouls est à 120, la température rectale à 39°9; en se reportant à sa feuille de température, prise tous les jours depuis le début des injections, on voit que celle-ci a commencé à monter en escalier à dater du 18 septembre où elle était à 38°2 le matin et 38°8 le soir, à 38°4 et 39°2 le 19, à 39°4 le 20, etc. Cette courbe fait immédiatement songer à une fièvre typhoïde : la langue est blanche, sèche, un peu rouge sur les bords. Il n'y a ni diarrhée, ni vomissement, ni gargouillement de la fosse iliaque. Pas de taches rosées, mais le ventre est un peu ballonné. Pas d'épistaxis. Purgation.

Le 25 septembre. La malade a vomi sa purgation et on lui a donné un lavement froid. Les symptômes typhiques se sont accusés et on prescrit les bains froids à 22° de dix minutes de durée.

Le 27 septembre. Le diagnostic ne fait plus aucun doute, car on trouve des taches rosées. Le premier bruit du cœur est un peu soufflé. *La température se maintient très élevée, au-dessus de 40°* (40° le matin et 40°6 le soir) *et la malade a pris deux crises épileptiques*, une le matin avant la visite, une autre le soir.

28 septembre. La malade a pris une crise très violente hier soir à dix heures, et on a eu beaucoup de peine à la retirer de la baignoire. Diarrhée assez forte, ballonnement du ventre très marqué. On continue les bains et on donne 6 grammes de salicylate de bismuth.

Le 29 septembre. Trois crises dans la journée, une à dix heures et demie, une à quatre heures, la troisième à six heures.

Le 30 septembre. La malade a six crises (à trois heures du

matin, sept heures, midi, deux heures, quatre heures, sept heures). Sur le conseil de M. H. Molière et en raison de ce fait que la crise de trois heures s'est encore produite dans le bain, on supprime les bains la nuit, et on les remplace par 1 gramme d'antipyrine administré à 39°5. La courbe montre que la température se maintient toujours aussi haut.

Le 1er octobre, une crise à six heures. La malade est très prostrée ; la diarrhée est moindre, le cœur paraît se contracter mieux, mais il y a de la dyspnée très nette, quoique on ne trouve rien à l'auscultation que des râles de bronchite prédominants à droite. Pouls, 116. Respiration, 36.

Le 3 octobre, la température, dans son ensemble, a de la tendance à baisser, mais la stupeur a augmenté, la dyspnée est moins marquée, et il n'y a rien aux poumons : Respiration 28. Par contre, léger bruit de galop à la pointe. On supprime l'antipyrine, et on donne 1 gramme de caféine en injections sous-cutanées. Pas de crises, ni hier ni aujourd'hui.

Le 5 octobre, la malade va mieux, elle est plus éveillée. Bien que la température atteigne encore 40° ce soir, la courbe prise toutes les trois heures offre une diminution. C'est aujourd'hui le quatrième jour que la malade passe sans crise. On lui a redonné hier soir l'antipyrine qu'on avait suspendue dans le but de voir si c'était ce médicament qui empêchait les crises. On continue les bains le jour, et la caféine. Le cœur est meilleur : petit souffle à la pointe.

6 octobre. — Deux nouvelles crises aujourd'hui dans l'après-midi, à deux heures, et six heures et demie, la première précédée d'un vomissement bilieux. La malade est plus affaissée qu'hier, mais la langue est bonne, le cœur et le pouls plus forts.

8 octobre. — Pas de crise hier. Elle en a une légère à la visite, et une autre dans la soirée.

9 octobre. — Deux crises dans la soirée.

10 octobre. — Le pronostic semblait devenir plus favorable quant à la fièvre typhoïde, mais ce matin la malade présente un début manifeste d'*erysipèle de la face*. Le nez est très tuméfié.

et le gonflement accompagné d'un bourrelet, s'étend un peu sur les joues. La gorge est rouge, et la malade a de la peine à avaler La langue est sèche. La température se relève. Pas de crises.

Le 11 octobre, l'érysipèle a envahi les joues, les paupières. La respiration est bonne, le cœur très rapide, avec souffle systolique à la pointe. Le ventre est beaucoup moins ballonné, et ne présente plus de taches rosées. La malade ayant pris ce matin une légère syncope dans le bain, on supprime les bains, sous l'impression que l'élévation de température tient plus à l'érysipèle qu'à la dothiénentérie et on les remplace par l'antipyrine à 39° toutes les trois heures. Une crise à sept heures.

Le 12 octobre, l'érysipèle a envahi toute la face, sauf le menton. La malade est très bas : elle a perdu ses matières cette nuit, et elle est en état de subdélire tranquille. Le pouls est à 128, très dicrote. Pas de crise.

13 octobre. — A sept heures du soir hier, légère hémorrhagie intestinale. Coma avec dyspnée très vive, et pouls presque incomptable à 160. Glace sur le ventre, extrait thébaïque, ergotine. La malade meurt ce matin un instant avant la visite, après avoir expulsé des matières qui contiennent une assez forte proportion de sang.

Une opposition de la famille a rendu l'autopsie impossible.

RÉSUMÉ ET CONCLUSIONS

Il est incontestable que certaines maladies, et particulièrement les maladies infectieuses, peuvent modifier d'une façon heureuse la marche de l'épilepsie. Cependant ces effets favorables ne sont pas assez constants pour qu'on puisse en tirer une règle pronostique ou une indication thérapeutique, car l'influence inverse s'observe souvent ; dans les deux observations que nous publions, les crises épileptiques ont été plus nombreuses au cours de la fièvre typhoïde qu'à l'état normal.

Les crises épileptiques sont suivies d'une élévation souvent considérable de la température centrale. En général lorsqu'il y a seulement vertige, l'hyperthermie est moindre qu'en cas d'attaque convulsive.

Au cours d'une fièvre typhoïde chez un épileptique, la température peut s'élever brusquement, même au-dessus de 40°, alors qu'il n'y a pas eu la moindre alimentation, que l'auscultation et l'examen clinique du malade ne révèlent aucune complication de la dothiénentérie. Si le malade n'a pas eu d'attaque convulsive, on ne peut expliquer cette ascension thermique que par un vertige survenu principalement pendant la nuit et passé inaperçu.

Chez un typhique, l'apparition de crises épileptiques ne nécessite pas l'institution d'un traitement spécial. Les bains froids restent toujours le traitement de choix. Si la balnéation est impossible, les lavements froids peuvent la remplacer dans une certaine mesure ; leur action sur l'hyperthermie est de beaucoup plus efficace que celle des lotions.

INDEX BIBLIOGRAPHIQUE

M. LANNOIS. — Épilepsie et fièvre typhoïde, *Revue de médecine*, 1893. Traitement de la chorée et de l'épilepsie par des produits microbiens. Société des sciences médicales de Lyon, et *Lyon médical*, 23 octobre 1892.

MARANDON DE MONTYEL. — *Revue de médecine*. Décembre 1899.

DELASIAUVE. — Traité de l'épilepsie, 1854.

SÉGLAS. — De l'influence des maladies intercurrentes sur la marche de l'épilepsie, *Thèse* de Paris 1881.

QUÉRIAUD. — De l'épilepsie idiopathique : ses modifications sous l'influence des maladies intercurrentes et son traitement. *Thèse* de Bordeaux 1881.

LE PELLISSIER. — De l'influence des maladies infectieuses intercurrentes sur la marche de l'épilepsie.

J. VOISIN. — *L'épilepsie*, 1897.

FÉRÉ. — *Épilepsie*.

Semaine médicale 1892, p. 231.

P. MARIE. Infections et épilepsie, *Semaine médicale*, 13 juillet 1892.

TRIPIER ET BOUVERET. — La fièvre typhoïde traitée par les bains froids, p. 169.

J. BÉCLARD. — De la contraction musculaire dans ses rapports avec la température animale, *Archives générales de médecine*, 1886.

IMPRIMERIE F. DEVERDUN, BUZANÇAIS (INDRE).

www.ingramcontent.com/pod-product-compliance
Ingram Content Group UK Ltd.
Pitfield, Milton Keynes, MK11 3LW, UK
UKHW020347250726
13967UKWH00005B/2154

9 782013 595056